100 Dinge,

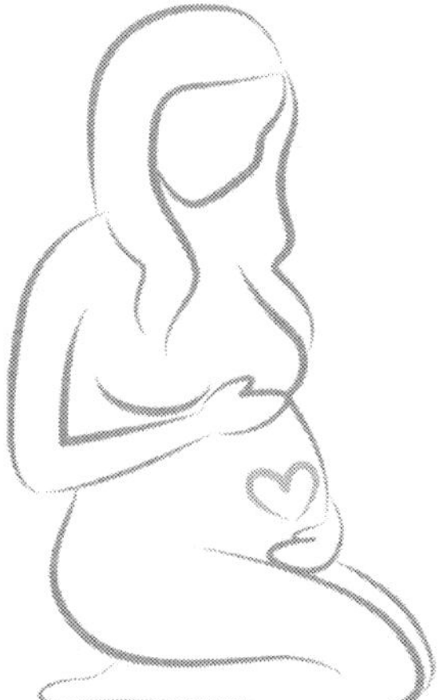

die man

während der ersten Schwangerschaft

unbedingt noch machen sollte

Vielen **Dank!**

Viel Spaß beim Lesen und Erleben dieses Buches!

Sollte es dir Freude bereiten, kannst du es gerne weiterempfehlen oder eine positive Bewertung bei Amazon hinterlassen!

ISBN : 9798610393155

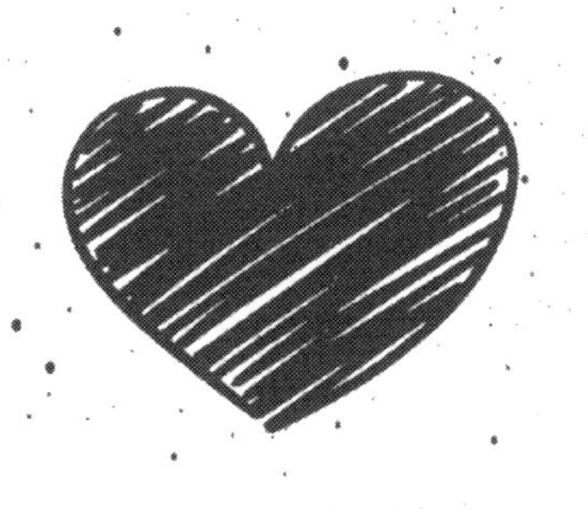

Dieses Buch gehört

____

Die Aktivitätenliste für Schwangere
- Deine Bucket List -

Diese Bucket List kann dir dabei helfen, die ohnehin schon sehr aufregende Zeit der Schwangerschaft noch schöner für dich zu machen.

Jede Entscheidung für eine bestimmte Aufgabe ist eine bewusste Erfahrung, die tolle Erinnerungen schaffen und dir dabei helfen kann, die Monate vor der Geburt deines Kindes noch intensiver und bereichernder zu erleben.

Tolle Idee!!!

Eine Bucket List anfangen

Du hast dich für eine Liste mit vielen schönen Ideen und Aufgaben entschieden, die du während deiner Schwangerschaft machen möchtest.

Du kannst nun diese Liste kreuz und quer durchgehen und die Aufgaben nach und nach ausprobieren und abhaken. Dabei kannst du jeweils eintragen, wann du die Aufgabe erledigt hast und auch deine eigenen Notizen und schönen Erinnerungen hineinkritzeln!

Ja, ich will anfangen!

Erledigt

Wann? ___ / ___ / ______

1

Schwangerschaftstagebuch führen

Gerade, wenn viele Dinge gleichzeitig passieren und sich einiges ändert, rauschen die Eindrücke nur so an uns vorüber. Aber oftmals sind es gerade diese Phasen im Leben, an die wir uns besonders gerne zurückerinnern.

Um die wunderbare Zeit deiner Schwangerschaft auch für später zu konservieren, ist es absolut lohnenswert, ein Tagebuch zu führen, um deine schönsten Momente und erlebten Gefühle oder Gedanken festzuhalten.

Erledigt

Wann? ___ / ___ / ______

2

Mit regelmäßigen Fotos anfangen

Nahezu wöchentlich verändern sich deine Konturen und Proportionen. In einem Moment ist es unmöglich, dir vorzustellen, dass dein Bauch noch größer werden kann; im nächsten sind alle Erinnerungen an die kleine Wölbung der ersten Wochen vergessen.

Diesen Veränderungsprozess regelmäßig auf Fotos festzuhalten, ist eine wunderbare Art, dir selbst und deinem eigenen Körper bewusster zu werden.

Erledigt

Wann? ___ / ___ / ______

3

Untersuchungen und Arzttermine im Blick haben

Schaffe dir schon möglichst früh in deiner Schwangerschaft einen Überblick über alle wichtigen Vorsorgetermine, die du einhalten solltest.

Wenn du diese frühzeitig in deinen Kalender einträgst, bist du auf der sicheren Seite und kannst potenziell aufkommender Vergesslichkeit entgegenwirken.

Erledigt

Wann? ___ / ___ / ______

4

Shoppen gehen

Eine ausgiebige Shoppingtour in den ersten Wochen der Schwangerschaft ist super dafür geeignet, dir einige neue Teile zu kaufen.

Diese Kleidungsstücke sollen dann bewusst dazu dienen, das Gefühl zu zelebrieren, wenn du dich in einigen Wochen - wahrscheinlich zum ersten und einzigen Mal in deinem Leben - darüber freuen wirst, wenn dein T-Shirt plötzlich spannt oder der oberste Knopf deiner Jeans nicht mehr zugehen will.

Erledigt

Wann? ___ / ___ / ______

5

Eine Hebamme kontaktieren

Wahlweise hast du einen Arzt mit guten Kontakten oder musst dich selbst auf die Suche machen. In jedem Fall aber ist es wichtig, dass du Kontakt zu einer Hebamme aufnimmst. Diese wird in der ersten Zeit nach der Geburt eine wichtige Vertraute für dich sein und dir in vielen Bereichen helfen.

Entsprechend ist es wichtig, schon vorab zu prüfen, bei welcher Hebamme und dir die Chemie stimmt.

Erledigt

Wann? ___ / ___ / ______

Sachbücher besorgen

Das erste Kind ist ein großes Mysterium. Zwar hast du sicherlich schon viel gehört und eine Vielzahl an Ratschlägen erhalten, aber dein Wissen kann noch große Lücken aufweisen.

Dann ist es unerlässlich, dir einen gewissen Fundus an Büchern anzueignen, die für alle wichtigen Fragen die notwendigen Informationen bereitstellen und somit Sicherheit schaffen. Vielleicht können dir dein Frauenarzt oder die Hebamme gute Bücher empfehlen. Informiere dich einfach mal!

Erledigt

Wann? ___ / ___ / ______

7

Ultraschallbild verschicken

Was meinst du, wie groß die Überraschung bei Familie und Freunden sein wird, wenn sie die Info über deine Schwangerschaft mittels eines ersten Ultraschallbildes erhalten?

Mit Sicherheit freuen sich auch alle bereits Eingeweihten darüber, so genauere Infos über dein Baby oder einfach liebe Grüße zu erhalten - und du selbst hast hoffentlich viel Freude beim Gestalten und Texten.

○ Erledigt

Wann? ___ / ___ / ______

8

Freundinnen mit Babys besuchen

Es kann Balsam für deine Seele sein, Freundinnen zu besuchen, deren Kinder schon auf der Welt sind.

Dabei kannst du dir einen Eindruck davon verschaffen, was alles schieflaufen darf und wie gerade das kleine Chaos die Essenz einer glücklichen, jungen Familie ausmachen kann.

Erledigt

Wann? ___ / ___ / ______

9

Bei einem Yoga-Kurs anmelden

Yoga hilft dir dabei, zu dir selbst zu finden und dich besser spüren zu können. Gerade während der Schwangerschaft sind dies zwei wesentliche Faktoren, die zu deinem und zum Wohlergehen deines Kindes beitragen.

Diese Form der Achtsamkeit kann dich durch die Schwangerschaft begleiten und dir ein gutes Gefühl geben. Probiere es aus, kommuniziere aber, dass du schwanger bist, damit die geschulten Lehrer die Positionen entsprechend anpassen können.

○ Erledigt

Wann? ___ / ___ / ______

10

Road-Trip starten

Einfach ins Auto und los! Genieße noch einmal die pure Freiheit ohne Verantwortung. Dabei ist unerheblich, ob du nur ein paar Stunden oder tagelang unterwegs bist.

Mit lieben Menschen im Auto sitzen, Knabberzeug dabeihaben, wahllos in alle Himmelsrichtungen fahren und nicht genau wissen, wohin es eigentlich geht - klingt super, oder?

Erledigt

Wann? ___ / ___ / ______

Mama-Gruppen beitreten

Einige Fragen stellt man lieber anonym oder unbeteiligten Dritten. Manchmal tut es einfach gut, sich in der Frage einer anderen Person wiederzufinden und die Antworten einer Community zu lesen.

Daher ist es nützlich, sich online in entsprechenden Mama-Foren und Mama-Gruppen anzumelden, um bei eventuellen Fragen schnelle Ansprechpartner verschiedenen Alters und jeder Herkunft in großer Anzahl zur Verfügung zu haben.

Erledigt

Wann? ___ / ___ / ______

12

Anträge und Formulare kennen

Zwischen all den tollen Aktivitäten deiner Bucket List sollte auch das öde Thema "Anträge und Formulare" Platz finden. Eltern in Deutschland können sich zwar über viel Unterstützung und bessere Konditionen in mancherlei Belangen freuen, der Weg dahin ist aber von dichtem Bürokratiedschungel bewuchert.

Entsprechend tust du gut daran, dich rechtzeitig und ausführlich zu informieren, was deiner kleinen Familie zusteht und wo du es wie beantragen kannst.

Erledigt

Wann? ___ / ___ / ______

13

Einfach mal tanzen

Zu guter Musik tanzen kann unglaublich Spaß machen oder gar meditativ wirken. Dies als Schwangere zu machen, ist eine gute Möglichkeit, deinen Körper in Bewegung zu spüren und so all die Veränderungen, die mit ihm passiert sind, bewusster wahrzunehmen.

Abgesehen davon befreit es die Seele, hilft beim Abschalten und bringt einfach gute Laune. Egal, ob in der Disco oder im heimischen Wohnzimmer - dreh die Musik auf und tanze los!

○ Erledigt

Wann? ___ / ___ / ______

VHS-Kurs besuchen

Gerade in der Zeit der Schwangerschaft können neue Anregungen und Ideen gelegen kommen.

Warum blätterst du nicht einmal das Programmheft der örtlichen Volkshochschule durch und schaust, ob ein Kurs dabei ist, der dich interessiert?

Erledigt

Wann? ___ / ___ / ______

15

Städtetrip machen

Egal ob allein, zu zweit oder mit Freunden: Ein Städtetrip wird nach der Schwangerschaft so schnell nicht mehr möglich sein. Suche dir eine schöne Stadt in deiner Umgebung oder auch eine europäische Metropole, pack die Taschen und los geht's.

Durch unbekannte Gassen schlendern, Läden erkunden, Museen besuchen, traditionelles Essen probieren - funktioniert auch hervorragend mit Baby im Bauch!

Erledigt

Wann? ___ / ___ / ______

Ein Konzert besuchen

Die Lieblingsband live spielen hören, dazu tanzen, die Atmosphäre genießen und Spaß haben - eine absolut erlebenswerte Aktivität!

Vielleicht nimmst du so sogar Einfluss auf den zukünftigen Musikgeschmack deines Babys, sodass in einigen Jahren gemeinsame Konzertbesuche möglich werden.

Erledigt

Wann? ___ / ___ / ______

17

Offen mit deinem Partner sprechen

Eltern zu werden ist ein großer Schritt für dich und deinen Partner. Entsprechend wichtig ist es, dass ihr euch schon während der Schwangerschaft aufrichtig und offen über alle wichtigen Themen unterhaltet. Sprecht sowohl über Sorgen und Ängste als auch über Erwartungen und Hoffnungen.

Diese Offenheit ist wichtig, um als Team funktionieren und so eine zufriedene Familie werden zu können.

Erledigt

Wann? ___ / ___ / ______

18

Etwas pflanzen

Warum sollte der Bucket List-Punkt für Häuslebauer nicht auch für werdende Mamas funktionieren? Pflanze einen Baum - oder säe zumindest ein paar Blumen aus!

So tust du etwas Gutes für Bienen, wirst aber auch stets voller Freude strahlen, wenn du an eben jener Stelle vorbei gehst, wo du den Baum gepflanzt (oder die Blumen gesät) hast.

Erledigt

Wann? ___ / ___ / ______

Ausflug in die Berge machen

Gerade am Anfang der Schwangerschaft solltest du nochmal reisen und unterwegs sein. Ein Wochenendausflug in die nächstgelegenen Berge bietet sich besonders gut an.

Dort fühlst du dich herrlich klein und unbedeutend, wenn du dich zwischen den bergigen Giganten bewegst. Und das kann in Zeiten, in denen du deinem Bauchumfang beim Wachsen zuschauen kannst, sehr gut für das eigene Befinden sein.

Erledigt

Wann? ___ / ___ / ______

20

In einem Zelt übernachten

Wenn du schon in den Bergen unterwegs bist, kannst du die Gelegenheit auch gleich zum Zelten nutzen. Eine Nacht im Zelt hat eine ganz besondere Aura, die du dir während der Schwangerschaft nicht entgehen lassen solltest. Alternativ kannst du auch im Garten ein Zelt aufschlagen.

Plane die Nacht aber am besten zu einem Zeitpunkt, an dem dich dein Bauch noch nicht in der Bequemlichkeit beim Schlafen auf der Isomatte einschränken wird.

Erledigt

Wann? ___ / ___ / ______

Eine Kunstausstellung besuchen

Entweder du liebst es - dann musst du es unbedingt während deiner Schwangerschaft tun - oder du hasst es - dann solltest du es zumindest einmal ausprobiert haben.

Vielleicht ermöglichen dir dein Kind und die durch es ausgeschütteten Hormone einen völlig neuen Zugang zur Kunst und somit auch ein unvergessliches Erlebnis in einer Ausstellung.

○ Erledigt

Wann? ___ / ___ / ______

22

Im Schaumbad entspannen

In der Badewanne zu entspannen, ist ein unglaublich schönes Gefühl, findest du nicht auch? Das warme Wasser, Kerzenschein, gute Musik - all das lässt so manche Sorgen vergessen.

Am schönsten ist das Erlebnis mit Sicherheit in Ruhe und ohne Störung, weshalb du die erste Zeit der Schwangerschaft dafür nutzen solltest, dich auf diese Weise zu verwöhnen.

Warum nicht gleich ein Bad einlassen?

○ Erledigt

Wann? ___ / ___ / ______

23

Einen Kochkurs absolvieren

Ehe die Zeiten von Milch und Brei sowie später diejenigen von Fischstäben, Pommes und Spaghetti in deiner Küche Einzug halten, gönne dir noch einmal einen tollen und ausgefallenen Kochkurs.

Dabei lernst du bestimmt einige neue Kniffe und kannst so die Gaumen von dir und deinem Partner so richtig verwöhnen.

Erledigt

Wann? ___ / ___ / ______

Mutter-Tochter-Tag machen

Bis zur Geburt deines ersten Kindes bist du einfach nur Tochter; danach hast du plötzlich eine Doppelrolle inne. Wer also könnte dir besser zur Seite stehen als deine Mama, die eben diesen Prozess schon durchlebt hat?

Abgesehen von hilfreichen Tipps kann es gut für dein Gemüt sein, dich noch einmal komplett als Tochter fühlen zu dürfen und einen schönen Tag mit ihr zu verbringen. Genieße es!

Erledigt

Wann? ___ / ___ / ______

25

Lange wach bleiben

Da dein Baby deinen Schlaf bestimmen wird, kann es gut vorkommen, dass dein einst geliebter Abend auf dem Sofa ein jähes Ende findet, da dir die Augen zufallen, wenn das liebe Kind endlich eingeschlafen ist. Während der Schwangerschaft jedoch bist du noch Herr über deinen Schlafrhythmus.

Eine interessante Erfahrung kann sein, dich über die Vernunft des Wissens hinwegzusetzen, morgen früh aufstehen zu müssen, um doch noch ein bisschen länger aufzubleiben.

Erledigt

Wann? ___ / ___ / ______

Ausschlafen

Nicht nur lange Abende, sondern auch Schlaf ist als frischgebackene Mama Mangelware. Insbesondere in den ersten Monaten wird deine Erinnerung daran, wie es sich angefühlt hat, ausgeschlafen in den Tag zu starten, langsam schwinden.

Daher ist es ratsam, dir während der Schwangerschaft Tage zu gönnen, an denen du ausschläfst. Genüsslich und verschlafen auf den Wecker zu blinzeln und eine Uhrzeit jenseits der üblichen Aufstehzeit zu erkennen, kann so schön sein. Probiere es aus!

○ Erledigt

Wann? ___ / ___ / ______

27

Ein romantisches Abendessen organisieren

Du und dein Partner sollten sich in jedem Fall ein romantisches Abendessen zu zweit und in aller Ruhe gönnen - wahlweise zu Hause oder in eurem Lieblingsrestaurant.

Verwöhnt euch, lasst es euch schmecken und genießt einander.

Erledigt

Wann? ___ / ___ / ______

28

Einen Mädels-Abend veranstalten

Sich mit Freundinnen eine gute Zeit machen, funktioniert wahrlich in jeder Lebensphase - so natürlich auch während der Schwangerschaft.

Gerade in dieser Zeit, kurz bevor sich dein Leben um 180 Grad wandelt, kann es als besonders befreiend erlebt werden, noch einmal ohne Organisation von und Sorge um den Babysitter um die Häuser zu ziehen, um die Nacht zum Tag zu machen - was selbstverständlich auch alkoholfrei bestens funktioniert. Also: Lass die Party steigen!

Erledigt

Wann? ___ / ___ / ______

29

Maniküre und Pediküre gönnen

Ein Besuch im Beautysalon ist für dich als werdende Mama eine wunderbare Sache. Das gesamte Prozedere ist herrlich entspannend und wohltuend für dich. Gönne dir ein paar schöne Stunden, lass dir die Füße und Hände massieren und die Nägel hübsch machen.

Am besten zu einem Zeitpunkt, an dem dein Bauch dir noch freies Sichtfeld ermöglicht, damit auch du dich an dem schönen Anblick erfreuen kannst!

○ Erledigt

Wann? ___ / ___ / ______

30

Ans Meer fahren

Egal ob ausländisches oder deutsches Meer (oder ein See) - es geht nichts über das Gefühl, wenn die Wellen an den eigenen Beinen brechen und der Sand langsam unter den Füßen wegtreibt.

Das ist pure Entspannung. Warum also nicht noch einmal Zeit am Strand verbringen?

Erledigt

Wann? ___ / ___ / ______

Sandburg bauen

Wenn du schon am Meer bist: Hast du noch Erinnerungen daran, wie sich Sand zwischen den Fingern anfühlt? Egal, wie du antwortest: Ab an den nächsten Strand oder auch zum nächsten Sandkasten. Baue eine Sandburg, sei selbst noch einmal Kind!

Genieße es, draußen zu sein, am Boden zu sitzen, dreckig zu werden und deine Zeit spielerisch zu verbringen! Vielleicht findest du gute Gesellschaft für einen kleinen Kreativ-Wettbewerb?

Erledigt

Wann? ___ / ___ / ______

Wünsche ans Universum schicken

Hast du schon einmal eine Flaschenpost verschickt oder eine Nachricht an einem Luftballon in den Himmel steigen lassen? Jetzt wäre definitiv ein perfekter Zeitpunkt dafür!

Auf den Zettel, der wahlweise von Wellen oder Wind hinaus ins Ungewisse getragen wird, kannst du alle Wünsche schreiben, die du für dein Baby und euch als Familie hast.

Erledigt

Wann? ___ / ___ / ______

Am Lagerfeuer sitzen

Ein Lagerfeuer im Garten (oder ein öffentlich organisiertes Feuer) kann äußerst meditativ sein. Sich wärmen lassen, dem Knistern lauschen, sich von den Flammen betören lassen, dazu Marshmallows oder Stockbrot essen.

Klingt gut? Dann los! Hol Holz, schichte auf und genieße den nächsten Abend am Lagerfeuer.

Erledigt

Wann? ___ / ___ / ______

34

Kuchen backen

Überrasche einen deiner Liebsten, der während deiner Schwangerschaft Geburtstag hat, mit einem tollen Kuchen - am besten in Kindergeburtstagsmanier.

So habt ihr alle euren Spaß und du kannst schon mal für den ersten Kuchen üben, den du für dein Kind backen wirst.

○ Erledigt

Wann? ___ / ___ / ______

Hausmittel kennenlernen

Plane vor der Geburt unbedingt einen Tag bei deiner Oma, einer Tante oder einer anderen dir Vertrauten aus einer früheren Generation ein. Stelle ihr Fragen zu Wehwehchen, Krankheiten und möglichen Beschwerden, die Kinder und Erwachsene haben können.

Gerade für die Kleinsten sind Medikamente oftmals nicht gut geeignet, weshalb du gut daran tust, möglichst viel über Hausmittel zu wissen, die schon Oma, Mama und dich gesund werden ließen.

Erledigt

Wann? ___ / ___ / ______

Ins Kino gehen

Am schönsten ist ein Kinobesuch abends oder bei schlechtem Wetter. Nach der Geburt sind das jedoch Zeiten, zu denen dein Baby dich braucht - wahlweise, um sich sicher fühlen zu können oder bespaßt zu werden.

Entsprechend solltest du die Zeit der Schwangerschaft unbedingt für einen unkomplizierten Kinobesuch nutzen, Popcorn essen und einfach die Atmosphäre genießen.

○ Erledigt

Wann? ___ / ___ / ______

Nochmal ordentlich putzen

In den eigenen vier Wänden einen Großputz zu starten, ist vielleicht kein Highlight für dich, aber eine sinnvolle Empfehlung. Denn wenn dein Baby da ist, ist jeder Handgriff im Haushalt zu viel. Daher tust du gut daran, dich ein letztes Mal für längere Zeit akribisch dem Putzen zu widmen, bevor wichtigere Aufgaben rund ums Baby anfallen.

Fange am besten gleich an, dann kannst du es abhaken.

○ Erledigt

Wann? ___ / ___ / ______

Ausmisten

Auch, wenn dein neues Familienmitglied körperlich zunächst nicht viel Raum einnehmen wird, braucht es allerhand Dinge, die in kleinen Wohnungen schnell zur Herausforderung werden. Du tust gut daran, dich von überflüssigen Platzhaltern in Regalen, Schränken und Räumen zu trennen.

Wenn du schon am Putzen bist, kannst du auch gleich nach solchen Dingen Ausschau halten.

Erledigt

Wann? ___ / ___ / ______

39

Dinge spenden

Vielleicht gibt es Dinge, die du im Zuge deiner Mutterschaft aufgeben oder reduzieren willst? Oder aber, du musstest großzügig ausmisten, um Platz für das neue Familienmitglied zu schaffen?

Warum nicht genau diese Sachen an eine örtliche Hilfsorganisation spenden, anstatt sie im Internet zu verkaufen?

Erledigt

Wann? ___ / ___ / ______

40

Mit dem Partner verreisen

Wieder eine Reise-Aufgabe, denn dies ist in den Monaten nach der Geburt nicht mehr so leicht möglich.

Und Zeit zu zweit ist ebenfalls sehr wichtig, deswegen ist es für euch werdende Eltern eine schöne Gelegenheit, euch als Paar einige romantische Tage fernab von Nestbau und Geburtsvorbereitung zu gönnen.

Schaue doch gleich mal nach passenden Hotels und los geht's!

Erledigt

Wann? ___ / ___ / ______

Einen Drogeriemarkt besuchen

Lassen Drogeriemärkte auch dein Herz höherschlagen? Dann gönne dir einen ausgiebigen Besuch in deiner Lieblingsfiliale.

Hier wirst du mit Sicherheit in vielerlei Hinsicht fündig: Etwas für die Frau in dir, etwas für die Mama in dir und etwas für das Baby in dir!

Vielleicht liegt noch in irgendeiner Schublade ein Gutschein?

Erledigt

Wann? ___ / ___ / ______

Im Wald spazieren gehen

In Bewegung fällt es leichter, aus dem Gedankenkarussell alltäglicher Sorgen auszubrechen und einfach zu sein, um die Natur genießen zu können. Dabei kannst du auch deine Kreativität fördern, indem du alles, was du siehst und hörst, mystifizierst.

Auf diese Weise kannst du schon vor der Geburt deines Kindes einen kleinen Schatz an Geschichten ansammeln, die das Kleine in ein paar Jahren auf derselben Route erfreuen können.

Erledigt

Wann? __ / __ / ____

43

Spenden oder Pate werden

Wenn du dir dein Glück begreiflich machst, dass du als werdende Mama gesund und in stabilen sozialen Verhältnissen leben darfst, ist es vielleicht ein guter Moment, um auch an andere zu denken.

Warum also nicht einen Betrag deiner Wahl an eine Kinderhilfsorganisation oder einen Verein spenden, der Frauen in Not hilft? Vielleicht kannst du dir sogar vorstellen, die Patenschaft für ein Kind aus einem Land der Dritten Welt zu übernehmen? Überlege es dir.

Erledigt

Wann? ___ / ___ / ______

Stricken lernen

Mittlerweile ist bekannt, wie gut sich Stricken auf die mentale Gesundheit auswirken kann. Daher solltest du dir während deiner Schwangerschaft nicht nehmen lassen, wahlweise stricken zu lernen oder deine schon vorhandenen Fähigkeiten auszubauen.

Der positive Nebeneffekt zur Entspannung: Mann und Kind können sich, je nach deiner Motivation, über Topflappen, Schals, Socken und Pullis freuen.

○ Erledigt

Wann? ___ / ___ / ______

Ausgiebigen Friseurbesuch gönnen

Sich hübsch machen lassen, den Besuch beim Friseur ohne Zeitdruck im Nacken genießen können, sich auf die Komplimente Zuhause freuen. All das kann für dich als Mama schnell zum seltenen Luxus werden.

Vereinbare also am besten gleich einen Termin bei deinem Lieblingsfriseur!

Erledigt

Wann? ___ / ___ / ______

Blumen pflücken

Vielleicht fällt deine Schwangerschaft in die Zeit des Frühlings. Wenn dem so ist, ist es ein absolutes Muss, auf einer Wiese unbekümmert Blumen zu pflücken. Vielleicht erinnerst du dich daran, wie das Kränze- und Kettenflechten funktioniert?

In jedem Fall holst du dir damit aber ein Stück gute Laune in deine Wohnung, wenn du dich auch in den folgenden Tagen noch am Anblick des Straußes in einer Vase erfreuen kannst.

Erledigt

Wann? ___ / ___ / ______

Einen Flohmarkt besuchen

Ausstattung für Kinder ist teuer und seinen Preis tendenziell nicht wert, da es nie für lange Zeit zum Alter passt. Der Besuch auf einem Flohmarkt für Babysachen ist daher unumgänglich.

Wenn wieder einer in deiner Nähe stattfinden sollte, kannst du die Chance nutzen, um schon einmal ein Gespür dafür zu entwickeln, was du zukünftig auf Flohmärkten preiswert ergattern kannst.

Und an die frische Luft kommst du dabei auch noch.

Erledigt

Wann? ___ / ___ / ______

Einen Schatz vergraben

Packe lauter Sachen, die dir im Moment wertvoll sind, in ein witterungsfestes Behältnis und vergrabe es an einer dir vertrauten Stelle in der Natur.

In ein paar Jahren kannst du gemeinsam mit deinem Kind auf Schatzsuche gehen und deine Lieblingsgegenstände bergen, um dich so an die Zeit der Schwangerschaft und das zu erinnern, was bedeutungsvoll war. Dein Kind wird es als Schatz voller Stolz nach Hause tragen und ebenfalls ein tolles Erlebnis haben.

Erledigt

Wann? ___ / ___ / ______

Nochmal viel Zeit mit Freunden verbringen

In den ersten Monaten nach der Geburt ist es meist schwierig, all seine sozialen Kontakte so zu pflegen, wie es bisher der Fall war.

Nutze also nochmal die freie Zeit in deiner Schwangerschaft für ausgiebige Treffen mit deinen Freunden und denen deines Partners.

Erledigt

Wann? ___ / ___ / ______

Karaoke singen

Eine einmalige Erfahrung, die oftmals ziemlich schambesetzt ist. Aber dein Glück: Als Schwangere kannst du jedes Verhalten, das aus der Reihe tanzt, auf die Hormone schieben.

So auch den riesigen Spaß, den du bei schrägen Tönen auf der Bühne einer Karaokebar haben kannst.

○ Erledigt

Wann? ___ / ___ / ______

Einen Wellnesstag einlegen

Die Seele baumeln und dich massieren lassen, eine Schönheitsbehandlung bekommen - das alles kann dazu beitragen, dass du so richtig abschalten und Stress abbauen kannst. Und gerade als Schwangere ist es wichtig für dich, Ärgernisse und Sorgen zu vermeiden wo immer es möglich ist.

Es könnte also keinen besseren Zeitpunkt geben, dich mal wieder so richtig verwöhnen zu lassen!

Erledigt

Wann? ___ / ___ / ______

Babyzimmer einrichten

Der Nestbau gehört für dich als werdende Mama einfach dazu. Gestalte diesen Prozess möglichst bewusst und versuche, dabei Freude zu haben und dir stets zu vergegenwärtigen, für wen du das Zimmer einrichtest. Es sollte in keinem Fall zu einer lästigen Aufgabe verkommen, die kurz vor knapp möglichst schnell erledigt wird.

Nimm dir die Zeit, die du brauchst und plane es am besten schon ab der Mitte der Schwangerschaft ein.

Erledigt

Wann? ___ / ___ / ______

53

Nach Herzenslust schlemmen

Als Schwangere genießt du den Luxus, für zwei Menschen essen zu MÜSSEN. Das heißt, dein Körper hat einen wesentlich höheren Energiebedarf als sonst.

Daher solltest du dir in dieser Zeit unbedingt einen vollkommenen Schlemmertag gönnen, an dem du - natürlich mit Rücksicht auf dein Baby - alles isst, wonach dir der Sinn steht in der herrlichen Gewissheit, dass es sich nicht auf deinen Hüften, sondern am Bäuchlein deines Kindes ansetzen wird.

○ Erledigt

Wann? ___ / ___ / ______

Über alternative Medizin informieren

Die Schulmedizin hat in vielen Punkten ihre Berechtigung, ist aber nicht das Einzige, worauf du dich in puncto Gesundheit in der Schwangerschaft verlassen solltest.

Viele Medikamente darfst du nicht einnehmen, weshalb es förderlich sein kann, sich über Wirkmechanismen von pflanzlichen Präparaten zu informieren, um gut durch die Erkältungszeit zu kommen.

Erledigt

Wann? ___ / ___ / ______

Basteln

Sich mit Handarbeit zu beschäftigen, ist beruhigend und wirkt sich positiv auf die geistige Leistungsfähigkeit aus. Suche dir also ein paar Vorlagen für Dekorationen und lasse deiner Kreativität freien Lauf.

Vielleicht etwas Nettes für das Kinderzimmer? Oder Geschenke für den Partner? Bestimmt fällt dir ein Verwendungszweck für deine selbst gemachten Sachen ein!

Erledigt

Wann? ___ / ___ / ______

Einfach mal faulenzen

Spricht für sich, oder? Als Mama nahezu unmöglich, daher lass dich gehen, so lange du noch kannst.

Genieße es!

Erledigt

Wann? ___ / ___ / ______

Zaubertricks lernen

Dein Kind wird dich für diesen Punkt lieben und du selbst kannst etwas lernen, das dich auf der nächsten Party zur Entertainerin macht. Ein paar Zaubertricks in petto zu haben, ist viel wert und beschert dir selbst einige schöne Stunden des Tüftelns.

Pass aber auf, dass du dich nicht selbst verschwinden lässt. Abrakadabra, Simsalabim!

Erledigt

Wann? ___ / ___ / ______

Filme mit FSK 16+ schauen

Bevor dein Kind mit im Haushalt leben wird, bietet es sich an, dir gemütliche Filmabende zu gönnen - und zwar mit allen FSK 16+ Filmen, die du gerne sieht.

Denn noch ist gewährleistet, dass dein Nachwuchs nichts davon mitbekommt (außer vielleicht deinen erhöhten Herzschlag, wenn der Film deine Schmerzgrenze erreicht hat).

Erledigt

Wann? ___ / ___ / ______

Mit dem Rollenbild als Mama vertraut werden

Was ist dir wichtig als Mama? Was willst du dein Kind spüren lassen? Welche Werte willst du vermitteln? Wie willst du auf dich selbst achten, wenn du Mama bist?

Solche und ähnliche Fragen zu beantworten, kann dir helfen, Klarheit über deine neue Rolle zu entwickeln.

Erledigt

Wann? ___ / ___ / ______

Wirkung von Tee ausprobieren

Dem Tee wird eine heilsame Wirkung für Körper und Geist zugesprochen. Daher ist es auch für werdende Mamas sehr empfehlenswert, sich mit den Wirkmechanismen von Kräutern und Pflanzen auseinanderzusetzen.

Wie du wissen wirst, ist nicht jede Sorte für Schwangere geeignet, aber viele andere können dir bei Beschwerden helfen, dich entspannen lassen oder deine Stimmung aufhellen.

Erledigt

Wann? ___ / ___ / ______

Wohnung babytauglich machen

Es dauert noch, ehe du dir um das Thema Sicherheit Gedanken machen musst. Die Wohnung praktisch umzugestalten ist jedoch schon in der ersten Zeit wichtig. So gilt es beispielsweise, Platz für den Kinderwagen zu schaffen oder in der Wohnung Möbelstücke so umzustellen, dass die Wiege in jedem Raum Platz findet.

Halte die Augen offen, mit Sicherheit fällt dir viel auf, wenn du mit diesem Gedanken durch die Wohnung gehst.

○ Erledigt

Wann? ___ / ___ / ______

Musik hören

Egal, ob du Kopfhörer oder laute Boxen bevorzugst - Lieblingsmusik hören macht einfach glücklich!

Achte dabei auf die Reaktion in deinem Bauch. Vielleicht kristallisiert sich schon jetzt heraus, ob dein Sprössling eher nach dir oder deinem Partner kommt, was den Musikgeschmack anbelangt.

Erledigt

Wann? ___ / ___ / ______

Tagträumen

Den eigenen Gedanken nachhängen kann eine wunderschöne Beschäftigung sein. Egal, ob beim Spazieren gehen, in einem Café oder schlichtweg auf dem heimischen Sofa.

Lass dich überraschen, wohin deine Tagträume dich treiben und genieße es.

Erledigt

Wann? ___ / ___ / ______

Baby-Shower veranstalten

Zugegebenermaßen, nicht jeder Brauch aus Amerika ist auch brauchbar.

Für dich als Schwangere ist die Baby-Shower dennoch empfehlenswert: Ein Nachmittag mit guten Freundinnen, leckerem Essen, schöner Musik und natürlich mit vielen Geschenken für dein ungeborenes Kind.

Erledigt

Wann? ___ / ___ / ______

Nähen lernen

Nähen zu können ist eine Fähigkeit, die dir als Mama nahezu Superkräfte verleiht. Kleidung selbst nähen, Schäden an vorhandenen Kleidungsstücken beheben, aus alten Sachen neue machen - deine Möglichkeiten sind unbegrenzt.

Und wenn du aufmerksam gelesen hast, wirst du merken, dass kein Personenbezug hergestellt wurde (von dieser Kompetenz profitieren nämlich alle in deiner Familie, dich eingeschlossen).

○ Erledigt

Wann? ___ / ___ / ______

Profi-Fotoshooting machen

Anders als bei der privaten Fotostrecke, die das Wachsen deines Bauches dokumentiert, liegt der Fokus bei einem Shooting auf dir als Frau und deiner weiblichen Schönheit.

Dich hübsch zu machen, in Szene zu setzen und mit deutlich sichtbarem Babybauch ablichten zu lassen, ist eine tolle Erfahrung und gleichzeitig ein handfester Fotobeweis dafür, dass Mama- und Frausein einander nicht ausschließen, sondern wunderbar vereinbar sind. Überzeuge dich selbst!

Erledigt

Wann? ___ / ___ / ______

Geburtsvorbereitungskurs besuchen

In diesen Kursen lernst du viel über den Prozess der Geburt, aber vor allem darüber, wie du ihn dir selbst so gut wie möglich gestalten kannst.

Menschen werden unsicher, wenn ihnen etwas Unkalkulierbares oder Unbekanntes bevorsteht. Du ersparst dir eine Menge Stress, wenn du dich ausführlich von geschulten Menschen informieren lässt und dir ein paar Strategien zurechtlegst, wie du mit welchen Umständen umgehen kannst.

Erledigt

Wann? ___ / ___ / ______

Bücher lesen

Manche Autoren schaffen es, die Leser an die Geschichte zu ketten, sodass eine Flucht unmöglich wird. Als Mami fällt es dir bald schwer, dies zuzulassen, denn dein Kleines wird Bedürfnisse haben, die meist nicht einmal bis zum Ende des nächsten Absatzes werden warten können.

Vor allem in den letzten Wochen deiner Schwangerschaft kann dich ein gutes Buch auch von manchen unangenehmen Begleiterscheinungen ablenken.

Erledigt

Wann? ___ / ___ / ______

69

Kita-Plätze checken

Ja, du hast richtig gelesen. Leider ist diese Aufgabe auf der pränatalen To-do-Liste erforderlich, die eigentlich erst relevant wird, wenn dein Kind sprechen und laufen kann: Die Organisation eines Platzes im Kindergarten.

Überlege dir am besten schon jetzt, ab wann und wo du dein Kind unterbringen möchtest und besuche entsprechende Informationsabende, damit du gleich agieren kannst, wenn du dich für einen Kita-Platz anmelden darfst.

Erledigt

Wann? ___ / ___ / ______

Babynamen durchstöbern

Egal, ob du dir schon sicher bist oder noch zweifelst: Namensbücher und einschlägige Internetseiten durchzugehen, macht einfach Spaß.

Vielleicht findest du in den langen Listen die Inspiration, die dir noch gefehlt hat, um den perfekten Namen für dein Baby zu finden.

Erledigt

Wann? ___ / ___ / ______

Babyausstattung kaufen

Hake diesen Punkt unbedingt ab, bevor du in die anstrengende letzte Phase deiner Schwangerschaft kommst. Es ist wichtig, dass du noch fit bist und genug Zeit hast, um dich ausreichend zu informieren, was du wirklich brauchst und woher du es bekommen kannst.

So wirst du für die ersten Wochen mit deinem Baby bestens gewappnet sein.

○ Erledigt

Wann? ___ / ___ / ______

Marmelade einkochen

Eine Beschäftigung für Omas? Weit gefehlt! Am Frühstückstisch die selbst gemachte Marmelade aufs Brot schmieren zu können, ist ein Hochgefühl, das du dir nicht entgehen lassen solltest.

Zudem kannst du dich beim Herstellen in typischen Mama-Fähigkeiten üben und die Zeit zu Hause, vor allem in den letzten Wochen der Schwangerschaft, etwas abwechslungsreicher gestalten.

Erledigt

Wann? ___ / ___ / ______

Kinderlieder lernen

Die eigene Kindheit liegt schon etwas zurück und die Erinnerungen an alte Kinderlieder sind wohl überlagert.

Du tust gut daran, dir einige der gängigen Lieder anzuhören, um sie parat zu haben, wenn dein Baby nicht einschlafen kann oder einfach von dir bespaßt werden möchte.

Erledigt

Wann? ___ / ___ / ______

Schwimmen gehen

Egal, ob du eine Wasserratte bist oder nicht - sich schwanger im Wasser zu bewegen ist ein ungemein befreiendes Gefühl. Gerade im letzten Trimester fühlst du dich oft genug alles andere als leicht und die Schwerkraft macht dir zu schaffen.

Gönne dir daher ein paar beflügelnde Erlebnisse im Schwimmbad oder am See.

Erledigt

Wann? ___ / ___ / ______

75

Geburtszeitraum freihalten

Der Stichtag ist natürlich keine Garantie dafür, dass dein Baby auch wirklich an diesem Tag zur Welt kommt. Wohl aber ist er eine gute Orientierung, wann sich die Geburt ereignen wird. Entsprechend sollte sich jede werdende Mama damit auseinandersetzen, wie diese Tage ablaufen werden.

Das heißt, vorsichtig und vorausschauend planen und nichts mehr vereinbaren oder zusagen, sondern großzügig freie Tage im Kalender stehen lassen.

○ Erledigt

Wann? ___ / ___ / ______

Den Geburtstag planen

Dies mag eigentümlich klingen, ist aber psychologisch sinnvoll: Wenn du dir genau überlegst, wie der Tag ablaufen soll, an dem die Wehen einsetzen, hast du in dem Moment Handlungssicherheit, weil du auf das zurückgreifen kannst, was du gedanklich schon vorweggenommen hast.

Kläre also vorab alle möglichen Fragen. Wen rufst du an, wenn es losgeht und du alleine bist? Wer übernimmt die Fahrt? Wer ist Ansprechpartner, wenn der Kindsvater gerade indisponiert ist?

Erledigt

Wann? ___ / ___ / ______

77

Kontakte bestimmen

Insbesondere in den letzten Tagen der Schwangerschaft und um den prognostizierten Geburtstermin ist es wichtig zu wissen, dass immer jemand erreichbar ist.

Um dies zu gewährleisten, solltest du dir eine Kontaktliste erstellen und mit den gewählten Menschen sprechen, sodass sie für dich erreichbar sind und in besagtem Zeitraum ihr Handy am besten immer bei sich haben sollten.

○ Erledigt

Wann? ___ / ___ / ______

Krankenhaus besuchen

Es empfiehlt sich absolut, als Schwangere das Krankenhaus zu besuchen, in dem die Geburt stattfinden wird. So kennst du die Räumlichkeiten und weißt genau, wo du dein Kind zur Welt bringen wirst.

Auch Gespräche mit dem Personal im Kreißsaal wirken beruhigend und helfen dir, dich auf das große Ereignis einzustellen.

Erledigt

Wann? ___ / ___ / ______

79

Puzzeln

So ein Puzzle mit 1.000 Teilen erfordert Geduld und Nervenstärke - Mama zu sein ebenfalls. Puzzeln ist eine geistig fordernde, aber auch entspannende und wesentliche Eigenschaften schulende Aktivität - für dich als werdende Mama daher ein absolutes Muss.

Viel Spaß und am besten gleich ran an die Teile!

○ Erledigt

Wann? ___ / ___ / ______

Einen Serienmarathon starten

Stundenlang vor der Glotze hängen und sich immer tiefer in der neuen Lieblingsserie verlieren - mit einem Baby nahezu unmöglich. Viel zu groß ist die Ablenkung durch das neue Erdenkind. Und mit jeder Folge täglich von vorne anfangen zu müssen, macht nun wirklich keine Freude.

Ein perfekter Zeitpunkt also, um in den letzten Wochen deiner Schwangerschaft einen Serienmarathon zu starten, der dir zudem die Wartezeit bis zum Stichtag deutlich verkürzen kann.

Erledigt

Wann? ___ / ___ / ______

Eine gute Kamera kaufen

Natürlich hat die neue Generation der Smartphones viele gute Kameras. Aber mal ehrlich - ist es nicht schön, mit einem Fotoapparat zu fotografieren, die Bilder entwickeln zu lassen und in ein Fotoalbum zu kleben?

Vor allem Kinder schätzen haptische Erfahrungen, weshalb ihr mit Sicherheit schöne Momente erlebt, wenn ihr in ein paar Jahren gemeinsam das Album mit dem Titel "Die ersten Monate von ..." durchblättern könnt.

Erledigt

Wann? ___ / ___ / ______

Über Sternzeichen belesen

Da du den berechneten Geburtstag deines Kindes kennst, kannst du ungefähr ableiten, unter welchem Sternzeichen es geboren wird. Kaufe dir ein seriöses Buch über Astrologie und informiere dich darüber.

So erhältst du einen interessanten Einblick in die potenziellen Charakterstärken und Eigenschaften deines Kindes - und natürlich deine eigenen oder die deines Partners.

Erledigt

Wann? ___ / ___ / ______

83

Auf soziale Medien verzichten

In der heutigen Zeit viel verlangt, aber probiere es aus! Halte dich einen Tag von allen sozialen Medien fern und erlebe die damit einhergehende Freiheit, einfach zu tun, was du willst, ohne den potenziellen Mehrwert für Likes im Hinterkopf zu haben.

Sobald dein Baby da ist, wird dein Handy ohnehin heiß laufen, da jeder hören und sehen möchte, wie es dir und dem Kind geht. Also gewährleiste dir eine Ruhe vor dem Sturm und genieße sie.

Erledigt

Wann? ___ / ___ / ______

Familientradition ausdenken

An was aus deiner Kindheit erinnerst du dich am liebsten? Den Heiligen Abend? Die Ostereiersuche? Kerzen am Geburtstagskuchen auspusten? Bestimmt gibt es Traditionen, die dir besonders wichtig sind.

Suche dir diejenigen aus, auf die auch du nicht verzichten möchtest oder erfinde eigene, damit auch dein Kind später auf solche schönen Erinnerungen zurückgreifen kann wie du jetzt.

Erledigt

Wann? ___ / ___ / ______

85

Ein kleines Gedicht schreiben

Du als werdende Mama erlebst mit Sicherheit ein ständiges Auf und Ab der Gefühle. Warum nicht versuchen, dies in einem Gedicht zu verarbeiten?

So kannst du einiges vielleicht besser einordnen und im besten Fall hast du ein kleines Kunstwerk, an dem du dich auch noch lange nach der Schwangerschaft erfreuen kannst.

○ Erledigt

Wann? ___ / ___ / ______

Origamis falten

Was meinst du, welche Freude du deinem Kind machst, wenn es knautschbare bunte Falttierchen zum Spielen bekommt? Entsprechend ist es zu empfehlen, die Origami-Faltkunst in der Schwangerschaft zu lernen oder zu optimieren.

Abgesehen davon, dass du deinem Baby so kostengünstig Spielzeug basteln und ihm eine Freude machen kannst, hast du für dich eine sehr entspannende Beschäftigung gefunden. Falte am besten gleich los und lasse dich überraschen!

Erledigt

Wann? ___ / ___ / ______

87

Meditieren

Egal, ob du in diesem Feld fortgeschritten oder absoluter Neuling bist: Die verschiedenen Spielarten der Meditation sind für Schwangere genau das Richtige.

Versuche dich daher unbedingt in schönen Fantasiereisen, Entspannungsübungen oder einer richtigen Meditation.

Erledigt

Wann? ___ / ___ / ______

Ein Bild malen

Versuche, das Gefühl der Schwangerschaft in ein Bild zu übersetzen. Welche Formen und Farben wirken so, wie du dich fühlst? Lass dich einfach darauf ein!

Schlimmstenfalls hast du ein Blatt Papier und ein paar Farben verschwendet, bestenfalls hast du einen tollen Einblick in deine Empfindungen als werdende Mama.

Erledigt

Wann? ___ / ___ / ______

In Ruhe telefonieren

Lange Telefonate werden mit einem Kind vorerst der Vergangenheit angehören.

Mindestens einmal in der Schwangerschaft solltest du deshalb die noch realisierbare Ruhe und Ungestörtheit nutzen, um ein ausgiebiges Telefonat mit deiner besten Freundin einzuplanen.

Erledigt

Wann? ___ / ___ / ______

Deinen Lebensfluss aufzeichnen

Bald schenkst du Leben - welchen besseren Zeitpunkt könnte es geben, als Rückschau auf deine eigene bisherige Zeit auf dieser Welt zu halten? Eine kleine Zwischenbilanzierung sozusagen.

Zeichne einen langen Strich und markiere darauf alle für dich wichtigen Ereignisse, positiv wie negativ. Mache dir klar, wie du zu der Frau geworden bist, die bald Mutter wird.

Erledigt

Wann? ___ / ___ / ______

Stammbaum erstellen

Die Schwangerschaft ist ein guter Zeitpunkt, um Ahnenforschung zu betreiben. Dies kann mittels Recherche im Internet, Gesprächen mit der älteren Generation deiner Familie oder aber mit Besuchen des örtlichen Standesamtes bzw. des Stadtarchives einhergehen.

So kurz vor der Geburt eines neuen Familienmitgliedes wäre es doch spannend, herauszufinden, wo die Wurzeln der Familie liegen.

Erledigt

Wann? ___ / ___ / ______

Krankenhaustasche packen

Du bist froh, wenn es erledigt ist. Daher packe die Tasche, die, falls es zur Geburt schnell und trotz aller Vorbereitung unerwartet zugeht, gepackt in deiner Wohnung steht.

Ein Handgriff genügt und du kannst dich in Sicherheit wiegen, im Krankenhaus alles zu haben, was du brauchst.

Erledigt

Wann? ___ / ___ / ______

Alte Kinderfotos anschauen

Gerade in den letzten Tagen der Schwangerschaft kann Ablenkung Gold wert sein. Was also wäre besser geeignet, als einen vermeintlichen Blick in die Zukunft zu werfen und alte Baby- und Kinderfotos von dir und deinem Partner anzusehen?

Vielleicht entdeckst du einige Charakteristika an ihm oder dir, die du in einigen Tagen im Gesicht eures Kindes wiederentdecken kannst. Mach dich rechtzeitig auf die Suche nach alten Alben!

Erledigt

Wann? ___ / ___ / ______

Platz auf dem Handy schaffen

Klingt trivial und langweilig, wird dir aber in einigen Monaten viel Freiheit im Sinne von Speicherplatz bescheren. Denn alles, was dein Kleines machen wird, wirst du als Video oder Foto festhalten wollen, um es mit deinen Lieben teilen zu können.

Praktisch also, wenn du dich schon vorab darum bemühst, und dir so Spontanität ohne Lösch-Stress ermöglichen kannst.

Erledigt

Wann? ___ / ___ / ______

Erstes Geschenk für das Baby kaufen

Gönne dir bewusst den Moment, in diesen einen Laden zu gehen, den du dir schon während der gesamten Zeit eurer Familienplanphase angesehen und gehofft hast, dass bald der Tag kommt, an dem du einen Grund haben wirst, ihn zu betreten.

Und wenn du drin bist, kaufe eine liebevolle Kleinigkeit, die das erste Geschenk von dir als Mama an dein Kind sein wird.

Erledigt

Wann? ___ / ___ / ______

Einen Entspannungstag einlegen

Einfach faul auf dem Sofa liegen, die Mahlzeiten am besten am Wohnzimmertisch essen, den Schlabberlook kultivieren, zwischendurch dösen, mit dem Partner kuscheln.

So ein gemütlicher Tag ist nicht zu verachten und darf daher auch im Alltag einer Schwangeren nicht fehlen.

Erledigt

Wann? ___ / ___ / ______

Babybauch bemalen

Kinder lieben es, zu malen. Was also könnte sich in den letzten Wochen der Schwangerschaft besser eignen, als selbst noch einmal in diese Rolle zu schlüpfen und den eigenen Bauch in den schönsten Farben zu gestalten?

Dies ist zum einen ein sehr kreativer Moment, der einfach Spaß macht; zum anderen aber auch ein sehr inniger, der Verbundenheit zu deinem Kind und deinem Körper schafft. Also, ran an die Farben und mache dein Leben bunt!

○ Erledigt

Wann? ___ / ___ / ______

Jonglieren lernen

Wenn nicht jetzt, wann dann? Jonglieren ist eine Aktivität, die deine Geschicklichkeit und geistige Flexibilität verbessert. Außerdem ist es eine hervorragende Möglichkeit, dein weinendes Kind abzulenken und ihm ein Lachen abzuringen, wenn es eigentlich schmollen möchte.

Alles was du brauchst, sind drei Bälle, ein Erklärvideo im Internet und Frustrationstoleranz. Fange am besten bald damit an!

Erledigt

Wann? ___ / ___ / ______

99

Kindertagebuch anschaffen

Kaufe dir schon in der Schwangerschaft ein schönes Buch, das als Dokumentation für die schönsten Momente im Leben deines Kindes dienen kann.

Derartige Bücher sind eine tolle Erinnerung für dich als Mama, aber auch dein Kind freut sich mit Sicherheit, wenn es in einigen Jahren davon lesen kann, was es getrieben hat, als es noch klein(er) war.

Erledigt

Wann? ___ / ___ / ______

Grundwissen in Entwicklungspsychologie aneignen

Zusätzlich zu allen physischen und biologischen Informationen, die du dir im Laufe der Zeit aneignen wirst, ist es ebenfalls unerlässlich, ein paar Dinge über Entwicklungspsychologie zu wissen.

So kannst du das Heranwachsen deines Babys besser begleiten und verstehen, warum es manchmal wie reagiert (z. B. während der Phase des Fremdelns).

Erledigt

Wann? ___ / ___ / ______

Finale

Dein Kind zur Welt bringen

Wenn du bei diesem Punkt deiner Bucket List angekommen bist, hast du deine Schwangerschaft voll ausgekostet und mit vielen Erlebnissen noch intensiver und erinnerungswürdiger gestaltet.

Ohne jedoch zu viel zu verraten: Diese letzte Aktion wird die schönste von allen werden. Genieße den Moment, wenn sich dein Leben für immer auf wunderbare Weise verändert, sobald du dein Baby zum ersten Mal in den Armen hältst!

Erledigt

Wann? ___ / ___ / ______

Printed in Poland
by Amazon Fulfillment
Poland Sp. z o.o., Wrocław

68520450R00063